DOCTEUR G. LEFÈVRE

de la Faculté de Médecine de Paris,
Ancien externe des Hôpitaux de Nantes,
Ex-interne de l'Hospice général, Quartiers d'Hospices.

CONTRIBUTION

A L'ÉTUDE

DE LA

DÉMENCE TRAUMATIQUE

PARIS

IMPRIMERIE-LIBRAIRIE MILITAIRE UNIVERSELLE

L. FOURNIER

264, Boulevard Saint-Germain, 264

1920

CONTRIBUTION A L'ÉTUDE

DE LA

DÉMENCE TRAUMATIQUE

Docteur G. LEFÈVRE

de la Faculté de Médecine de Paris,
Ancien externe des Hôpitaux de Nantes,
Ex-interne de l'Hospice général, Quartiers d'Hospices.

CONTRIBUTION

A L'ÉTUDE

DE LA

DÉMENCE TRAUMATIQUE

PARIS

—

IMPRIMERIE-LIBRAIRIE MILITAIRE UNIVERSELLE
L. FOURNIER
264, Boulevard Saint-Germain, 264

—

1920

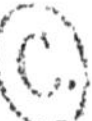

A ma chère femme.

A mes parents.

A mes amis.

A nos maîtres MM. les professeurs de l'Ecole de Médecine
de Nantes.

———

A nos maîtres MM. les Médecins et Chirurgiens
des Hôpitaux de Nantes.

———

A M. le Professeur BALTHAZARD,

*Professeur de Médecine légale
à la Faculté de Médecine de Paris,
Chevalier de la Légion d'Honneur,
Croix de guerre.*

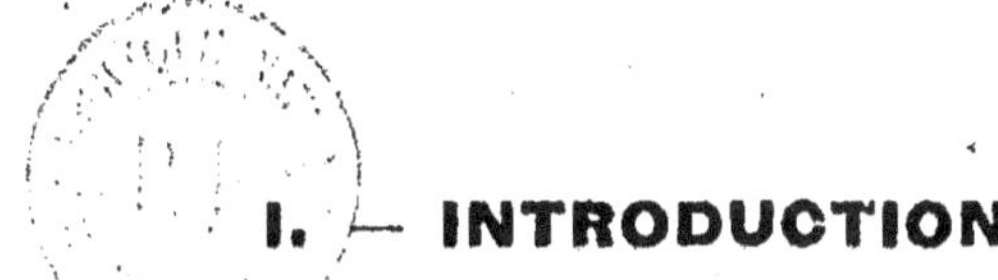

I. — INTRODUCTION

Arrivé à la fin de nos études médicales, il nous a paru intéressant de choisir comme sujet de notre thèse un travail relatif à l'étude de la démence traumatique.

Nous avons eu l'occasion de rencontrer tout dernièrement un cas très net de cette affection qui est bien plus rare qu'on ne le pense généralement. Nous entendons sous le nom de démence traumatique un état d'affaiblissement partiel des facultés intellectuelles, chronique et progressif, qui se développe après certains traumatismes crâniens, et qui paraît lié soit à des lésions circonscrites ou multiples de l'encéphale, soit à des processus méningo-encéphalitiques spéciaux, différents de ceux qu'on observe dans les autres démences, séniles ou paralytiques. De cette définition même il résulte que nombre d'états pathologiques post-traumatiques n'entrent pas dans le cadre de la démence traumatique.

La relation de cause à effet qui doit unir le traumatisme et l'affection mentale n'est pas toujours facile à saisir, il en est résulté nombre d'erreurs, et bien des observations de malades atteints de troubles mentaux consécutifs à un traumatisme ont été relatées, qui n'avaient qu'un rapport très discutable avec le traumatisme.

La démence traumatique est donc une affection peu fréquente, on en constate environ dix cas sur cinq mille et encore ces cas sont-ils plus ou moins nets.

Après quelques mots sur l'historique, l'anatomie pathologique, l'étiologie, nous aborderons l'étude clinique de la maladie ainsi que son diagnostic. Nous passerons ensuite aux considérations médico-légales et les conclusions termineront ce travail.

Avant de commencer cette étude, qu'il nous soit permis de remercier ici même ceux qui nous ont guidé dans nos études psychiatriques : M. le Dr Pélissier, Médecin-Chef de l'Asile de Lafond (Charente-Inférieure), M. le Dr Terrien, Médecin des Asiles de la Loire-Inférieure et particulièrement

M. le Dr Benon, Médecin du Quartier des maladies mentales de l'Hospice Général de Nantes, Médecin-Chef du Centre de Psychiatrie de la XIe région, auprès de qui nous trouvâmes toujours le meilleur accueil et qui nous enseigna les maladies mentales et nerveuses avec la plus grande bienveillance.

II. — HISTORIQUE

Hippocrate parle peu des troubles psychiques qui suivent les traumatismes. Ce qu'il remarque surtout, c'est la perte de connaissance, les vertiges, les convulsions, et pendant toute la période qui s'étend de l'antiquité au xviiie siècle, on ne voit pas qu'il fût question de troubles mentaux consécutifs à un traumatisme. Au xviiie siècle, Sauvage parle de démence occasionnée par des coups portés sur la tête. Gall et Spurzheim rapportent des faits se rattachant à la démence traumatique à la suite d'une chute de l'aéronaute Blanchard (1812), Larrey, Lallemand, Rochoux, Touzé rapportent aussi quelques faits. Skae déclare que la folie traumatique tend à passer à la démence. Delfau (1868) cite une observation que l'on peut rattacher à la démence traumatique, Krafft Ebing (1868) signale deux variétés de démence, l'une primaire et surtout apathique (démence précoce probable) et l'autre qu'il dit secondaire : c'est la démence paralytique.

Christian (1889) sépare la démence traumatique de la démence paralytique post-traumatique. Il déclare avoir plusieurs malades présentant des états démentiels spéciaux distincts de la paralysie générale et les classe sous le nom d'encéphalite chronique de cause traumatique. Pour la première fois la question est posée nettement.

Plus récemment Köppen (1900), Mœli (1906), Welphal (1906) parlent de démence traumatique, mais leurs observations paraissent se rapporter plus à l'asthénie post-traumatique qu'à la démence post-traumatique.

Les démences post-traumatiques ont été étudiées par M. R. Benon, dans son *Traité* clinique et médico-légal sur les maladies mentales et nerveuses post-traumatiques.

Pendant la guerre, il ne fut rien publié au sujet de la démence traumatique, sauf le Mémoire de Français et Bessière dont les relations sont plus d'ordre asthénique que d'ordre démentiel.

III. — ANATOMIE PATHOLOGIQUE

L'anatomie pathologique de la démence traumatique n'est pas plus connue que celle de la plupart des autres maladies mentales. Cette partie de la science psychiatrique est de beaucoup la moins avancée et rien ne fait prévoir qu'elle nous soit révélée d'ici peu.

Peu d'autopsies ont été pratiquées au sujet de la démence traumatique et nous n'en connaissons actuellement que trois. Köppen s'est attaché à détailler ce qu'il avait remarqué à l'autopsie des deux malades dont il rapporte l'observation ; Hasche Klünder a fait quelques rapides constatations à l'autopsie du malade de sa deuxième observation.

D'après ces auteurs, il résulte que l'on rencontre des petites lésions de la base des lobes frontaux, de la pointe des lobes temporaux, du lobe occipital. Aux foyers de contusion, on constate une infiltration de sang du tissu et tous les stades de l'encéphalite. Au niveau des points-contus se développent plus tard des cicatrices et des pertes de substances dont le pourtour est cicatriciel.

Les foyers de ramollissement se localisent dans l'écorce. De petites cicatrices imperceptibles dans lesquelles on constate en outre de nombreux résidus de sang, sont les lésions les plus fréquentes et constituent avec les pertes de substance ce que l'on pourrait appeler la signature du traumatisme.

Le sang épanché peut être résorbé en totalité ou demeurer emmagasiné sous forme de grains, de pigment, de matières amorphes ayant la coloration du sang ou de corpuscules conservant la forme extérieure d'hématies.

Enfin Köppen a constaté dans l'écorce une richesse extraordinaire de vaisseaux d'un calibre d'une grosseur insolite ; ils ne présentent pas dans leur trajet les courbures et sinuosités des petits capillaires de l'écorce ; ils sont très riches en noyaux surtout dans l'adventice.

IV. — ETIOLOGIE

La dénomination de l'affection qui nous occupe montre le rôle primordial que joue le traumatisme comme cause de la maladie. Pour qu'il y ait démence traumatique il est nécessaire d'établir une relation de cause à effet entre le trauma et la maladie. D'abord qu'est-ce qu'un traumatisme ? C'est un état particulier créé par l'action d'une violence externe sur notre organisme.

Le siège des traumatismes, leur intensité, leur nombre sont des facteurs importants ; dans la démence traumatique il nous paraît indispensable que le traumatisme porte sur le crâne, dans les observations que nous rapportons, les patients ont tous été frappés à la tête. Il ne nous semble pas impossible toutefois qu'un traumatisme exercé où la périphérie du corps puisse entraîner une affection identique, nous savons qu'il en est ainsi de la pneumonie traumatique. La violence a une importance considérable. Nos malades ont tous perdu connaissance, et pendant un temps assez considérable, lorsqu'ils reviennent à eux, ils n'ont de l'accident qu'un souvenir très limité.

Le traumatisme est-il la seule cause de la maladie ?

Y a-t-il des prédisposés à la démence traumatique par suite de traumatisme ? Nous ne le pensons pas. Dans la démence traumatique le trauma paraît bien être la cause déterminante de l'affection.

Le traumatisme est cause occasionnelle en cas d'alcoolisme, de syphilis, de prédisposition héréditaire telle que la débilité mentale constitutionnelle. La maladie présente alors quelques caractères spéciaux.

Dans l'observation personnelle que nous rapportons le sujet n'est ni un débile, ni un alcoolique, ni un syphilitique, ses antécédents héréditaires sont intacts de toute tare ; le trauma seul a été la cause déterminante de la maladie et c'est pourquoi nous déclarons que ce malade est un cas type de démence traumatique tant par l'étiologie que par les symptômes et l'évolution de la maladie.

V. — ETUDE CLINIQUE

De même que pour les autres maladies, il nous paraît nécessaire d'établir quelques divisions pour l'étude clinique de la démence traumatique. Cette affection est un peu différente suivant qu'on la considère chez les sujets jeunes ou adultes et chez les sujets âgés. Les phénomènes épileptiques constatés au cours de la démence sont assez importants pour constituer une variété de cette maladie ainsi que l'alcoolisme lorsqu'il a précédé le traumatisme.

1° **Sujets jeunes ou adultes.** — Dans cette catégorie de malades, le traumatisé ne présente pas le plus souvent de lésions d'artério-sclérose et c'est chez lui que l'on trouve avec le plus de précision les symptômes les plus nets de la maladie.

Le traumatisme a été violent dans la plupart des cas, souvent grave, mettant la vie du blessé en danger. Celui-ci perd généralement connaissance pendant un temps plus ou moins long et, lorsqu'il revient à lui, ce n'est que plusieurs heures ou plusieurs jours après l'accident. Une hémorragie nasale ou une othorragie décèlent la notion d'un traumatisme grave. Quelquefois ces accidents tournent court et le blessé se remet assez vite, va même jusqu'à reprendre son travail quoiqu'il soit un peu confus et qu'il ne se rappelle pas très bien ce qui lui est arrivé.

La céphalée est un symptôme à peu près constant, elle est diffuse ou localisée.

Parfois le malade accuse d'autres douleurs, dans les jambes ou dans les reins le plus souvent. Les étourdissements, les vertiges sont fréquents, ce qui entraîne de la difficulté à la marche et à la station debout, parfois un peu de Romberg vient s'ajouter à ces troubles. La parole est embarrassée et coïncide avec une légère parésie faciale qui n'est pas exceptionnelle.

L'humeur est aussi modifiée, le malade n'est « plus le même » au dire de son entourage, l'irritabilité, la colère en sont les principales manifestations.

A ces troubles légers fait suite un affaiblissement des facultés intellectuelles qui se traduit par l'incapacité du malade au travail. A partir de ce moment le patient est un amoindri, il n'est plus à la hauteur de sa tâche et cela surtout parce que sa mémoire lui fait défaut. Cette faculté de l'esprit n'est-elle pas en effet une des plus importantes, sinon la principale à l'exercice de nos fonctions ? Cette amnésie a ceci de particulier qu'elle ne porte que sur les faits actuels ou récents, de plus elle est progressive et elle ne quittera plus le malade. L'amnésie rétro-antérograde de l'accident, au contraire, est fixe et nullement progressive.

A ces troubles de la mémoire viennent bientôt s'ajouter ceux de l'attention. La faculté de fixation de l'attention est diminuée. Parfois le malade se rend compte de son état, il cherche à éviter ses erreurs et il peut encore travailler quelque temps. Tous ces troubles affectent le malade dont le caractère s'aigrit, des écarts de conduite s'ensuivent, l'état du malade s'aggrave.

A cet amoindrissement va faire suite un état de démence caractérisé par un affaiblissement partiel des facultés intellectuelles, de la mémoire, du jugement, de l'attention. Le malade a perdu sa force de travail, sa force sociale et sa place sera à l'asile.

Les troubles de la mémoire se sont accentués, l'amnésie antérograde porte sur les faits postérieurs à l'accident. Parfois quelques souvenirs fugitifs viennent éclairer sa pensée, et ce n'est qu'au prix d'efforts continuels que l'on peut fixer son attention. De son côté, le malade s'efforce également ment de répondre aux questions posées, de se souvenir et parfois il y réussit.

A cette période les malades sont le plus souvent calmes, dociles, satisfaits de leur sort et contents d'eux-mêmes quoique en proie quelquefois à des hallucinations accompagnées d'idées délirantes de persécution, de grandeur. Ils ont alors agités, déchirant leurs vêtements, violents et capables de fugues.

Peu à peu le malade s'affaiblit, ses facultés intellectuelles quoique très diminuées ne sont pas totalement abolies. Les souvenirs ne sont plus que des éclairs dans sa pensée et il est difficile de les lui faire exprimer. Les forces physiques diminuent et les malades succombent le plus souvent de complications cardiaques ou pulmonaires.

2° **Sujets âgés.** — Chez ces malades l'étiologie de l'état démentiel post-traumatique est plus discutable. La période de début est à peu près la même que chez les sujets jeunes, on constate la céphalée, les vertiges, les étourdissements... etc., mais ici la maladie brûle les étapes et la période de démence apparaît avec rapidité. Les idées délirantes de persécution sont fréquentes. L'affaiblissement intellectuel plus étendu, plus profond reste cependant partiel, lacunaire.

3° **Démence traumatique avec crises épileptiques.** — Dans quelques cas on voit survenir, au cours du développement de la maladie, des crises épileptiques. L'état mental du malade est le même que dans les autres formes. Les crises épileptiques surviennent en un temps assez éloigné de l'accident. Ces crises s'améliorent par le repos et finissent même par disparaître ainsi que le constate Hasche Klünder.

4° **Démence traumatique avec alcoolisme.** — Chez un alcoolique chronique les manifestations du début ne sont plus les mêmes. La plupart du temps, les malades sont en proie, après le trauma, à des troubles cérébraux, aigus ou subaigus ; cauchemars professionnels, hallucinations terrifiantes de la vue, de l'ouïe. Ils présentent de l'angoisse, de l'anxiété. Cet état dure quelques jours puis la céphalée apparaît, les troubles mnésiques s'établissent et le malade s'achemine vers la démence.

VI. — DIAGNOSTIC

L'affaiblissement partiel des facultés mentales est la pierre de touche du diagnostic. Les troubles de la mémoire ne portent que partiellement sur la vie du malade, l'amnésie est lacunaire. Les faits antérieurs au traumatisme sont évocables dans l'esprit du malade. L'attention peut être fixée si l'on insiste auprès du malade qui peut encore s'efforcer de réfléchir. Le jugement n'est touché qu'en partie, l'affectivité également.

La démence traumatique ne peut guère être confondue qu'avec la paralysie générale post-traumatique et l'asthénie traumatique. Dans la paralysie générale les troubles mnésiques sont plus marqués, l'affaiblissement est plus global et porte presque autant sur les faits antérieurs au traumatisme que sur les postérieurs. Les efforts faits par le malade pour se souvenir, pour fixer son attention, pour répondre aux questions posées sont à peu près nuls chez le paralytique général, totalement indifférent ou heureux de son sort. L'absurdité du raisonnement du paralytique ne se rencontre jamais à un degré aussi élevé chez le dément traumatique. Les extravagances les plus ineptes sont l'apanage de la paralysie générale. Elles sont bien moindres ou même nulles dans la démence traumatique. L'inconscience de sa situation que l'on rencontre presque toujours chez le paralytique n'est ici qu'exceptionnelle. Le désordre dans la tenue, l'obscénité dans le langage si fréquents chez les paralytiques généraux sont une exception chez le dément traumatique.

Au point de vue somatique le diagnostic est encore plus aisé. L'inégalité pupillaire, le signe d'Agyle Robertson sont exceptionnels dans la démence traumatique. Ce n'est pas de la dysarthrie que l'on trouve chez les déments traumatiques, mais une émission difficile de sons, un empêchement de la parole qui tient souvent à la paralysie faciale constatée. Enfin, la réaction de Bordet Gengon sur le sang et le liquide céphola-rachidien, la recherche de l'albumine et la lympho-cytose donneront souvent la clef du diagnostic.

L'asthénie traumatique est parfois assez difficile à diagnostiquer de la démence traumatique. Chez l'asthénique la mémoire est bonne, mais le malade est incapable de tout effort pour se souvenir de même qu'il est incapable de penser, de concevoir, de travailler. Il n'y a pas d'affaiblissement des facultés intellectuelles dans l'asthénie. Le malade est ici présent, attentif, la mémoire est intacte, les faits passés et récents sont intacts dans son esprit, mais il ne peut les évoquer qu'au prix de grands efforts qui le fatiguent vite. Il se dit malade, fatigué, son estomac ne fonctionne pas bien, il a des palpitations, il est constipé, il s'alimente mal, car il n'a pas faim ; le dément traumatique, au contraire, se dit bien portant, il mange bien, dort bien, tous ses organes sont en bon état, et il ne se rend pas compte la plupart du temps de sa maladie.

VII. — PRONOSTIC — MEDECINE LEGALE

Comme dans toutes les démences le *pronostic* est ici très sombre. Les malades atteints de cette affection, incapables de remplir leur rôle dans la société, ayant perdu leur force travail et leur valeur sociale, ont parfois des rémissions, très courtes généralement, pendant lesquelles ils semblent retrouver leurs facultés intellectuelles, en partie seulement. L'incurabilité de l'affection est ici certaine et nous ne connaissons aucun cas de démence traumatique ayant guéri.

Au point de vue médico-légal la démence traumatique apparaît comme une affection dont le développement résulte du traumatisme. Celui-ci étant la cause déterminante de la maladie, la victime aura droit aux dommages-intérêts. Au criminel comme au civil l'auteur ou défendeur sera condamné à une peine et à des dommages-intérêts s'il a commis un acte de violence sur la victime, à une indemnité si sa responsabilité civile est seule en jeu. En matière d'accidents du travail cette indemnité sera moins élevée qu'en matière civile ordinaire, par suite du caractère forfaitaire de la loi sur les accidents du travail. Une rente sera versée à la victime, c'est l'incapacité permanente complète.

En raison du caractère progressif et définitif de la maladie, lorsque celle-ci aura été bien établie, la rente sera portée au maximum.

VIII. — OBSERVATIONS

OBSERVATION I. — *Personnelle.*

Pierre MARIE, 64 ans, contremaître cerclier, est entré au Quartier des maladies mentales de N., le 3 Mai 1919. Les renseignements ont été fournis par son frère et son fils.

Antécédents héréditaires. — Son père est mort à 84 ans (en 1911), d'une tumeur à l'estomac ; sa mère (en 1877), de fièvre typhoïde ; trois de ses frères sont mariés et bien portants. Ses trois sœurs sont décédées de tuberculose pulmonaire à 31, 35 et 45 ans.

Il n'y a pas de cas de maladie mentale dans la famille.

Antécédents personnels. — Le patient n'a souffert d'aucune affection grave ; mais son enfance a été un peu délicate. Il a fait trois années de service militaire et s'est marié. Il a perdu sa femme en 1889 ; elle avait 30 ans. Il a une fille, mariée, et un fils, deux fois réformé pour épilepsie. Il ne s'adonnait pas à l'alcoolisme. Il n'a pas eu la syphilis. Il avait gagné un peu d'argent comme contremaître cerclier (une dizaine de mille francs) ; il a tout perdu dans une entreprise de battage, et il a dû reprendre son premier métier. Aujourd'hui il est sans fortune et la raison matérielle, plus peut-être que les raisons sociales, a déterminé son placement à l'asile.

Histoire clinique. — Au cours de l'hiver 1908-1909 (date exacte restée inconnue), le nommé Pierre Marie, alors âgé de 51 ans, fait une chute de bicyclette à Saint-Malo-de-Phily (Ille-et-Vilaine). Il revenait de son travail, au crépuscule. Il tombe dans une carrière de trois mètres de profondeur où il est trouvé par des personnes ne le connaissant pas, qui le conduisent à leur domicile. On présume qu'il resta deux heures dans cette carrière. Il était sans connaissance. Il perdait du sang par la bouche et aussi par les oreilles. On l'hospitalise à Bain-de-Bretagne.

Durant deux jours il est dans un état comateux : la perte de connaissance a été tout à fait complète pendant ce laps de temps.

Il revient à lui petit à petit, commence à se lever vers le dixième jour et le quinzième il tente de reprendre son travail de contremaître. Il ne se rappelait même pas qu'il avait été victime d'un accident. Tout de suite on s'aperçoit qu'il n'est plus le même. Il manque de mémoire. Il ne peut plus faire ses comptes (ceux-ci, vu sa fonction étaient assez compliqués) : il se trompe à tout instant et ne sait plus où il en est. Il n'a plus de suite dans les idées ; il cause à tort et à travers, avec les uns et les autres. Il dit n'importe quoi, ce qui lui vient à l'esprit. Il est incapable de fixer son attention sur un sujet quelconque. Son caractère, d'autre part, s'est transformé. Devenu très irascible, il s'emporte pour des faits qui n'en valent pas la peine : un jour il veut passer sa domestique à travers une porte. Au bout de deux ou trois mois il doit laisser son métier.

Progressivement, en six mois ou un an, son état s'aggrave de plus en plus. Il ne fait rien de « toute la journée » ; il reste seul à la maison sans parler. Par moments sa mémoire est plus affaiblie : à cinquante mètres de l'habitation de son beau-frère, il demande où celui-ci demeure. La famille dit spontanément : « Oh ! il a beaucoup diminué intellectuellement. Autrefois il était très capable pour un homme de campagne ».

En 1914, il fait une première fugue. Il part sans rien dire à personne. Il va de J.. à S..., soit à quinze kilomètres environ de son domicile. Quand on le retrouve il ne sait plus où il est ; il avait couché dans une étable. Il ne donne aucun motif de son absence.

La guerre de 1914-1918 l'intéresse à peine ; il ne s'occupe pas de ceux de ses voisins qui sont au front et avec lesquels il vivait autrefois dans les meilleurs termes. Il ne demande jamais des nouvelles d'un ami ou d'un parent. Il ne s'inquiète ni du temps ni des récoltes. Il parle peu : il a toujours l'air de songer, de rêvasser. Le 20 Avril 1919, il fait une seconde fugue. Il part de chez lui dans la soirée ; on ne le retrouve que huit jours après à S... dans un état de complet dénûment. Il aurait couché dans les fermes et une fois serait resté quarante-huit heures sans manger. Personnellement il ne peut rien dire de précis au sujet de cette absence.

Depuis son accident de bicyclette (1909), il présente des crises nerveuses. Ces crises (renseignements de la famille) reviennent tous les dix ou quinze jours, quelquefois plus souvent. Il peut en avoir plusieurs par jour, deux ou trois. On n'a pas constaté de crise la nuit. Le malade ne pousse pas de cri initial. La crise vient brusquement et s'accompagne de chute. Le patient se débat. Un peu de salive sort de la bouche. Il ne se mord pas la langue, mais il urine sous lui. Il ne s'est jamais blessé en tombant. Quand il revient à lui il ne reconnaît personne. Pendant deux jours environ il est un peu plus troublé et il accuse de la céphalée. La crise proprement dite dure de cinq à quinze minutes.

Il n'exprime jamais d'idées délirantes et il ne se dit jamais malade (pas d'asthénie).

Etat actuel (Mai-Juin 1919). — Le malade Pierre Marie présente un syndrôme démentiel avec crises nerveuses ; l'examen somatique est à peu près négatif.

Examen mental. — L'affaiblissement intellectuel constaté est partiel, lacunaire, il porte sur les facultés de mémoire, d'attention, de jugement. Le malade cause volontiers, mais peu spontanément. Aux demandes qui lui sont faites, il répond souvent au hasard. Pour obtenir quelques précisions, l'observateur doit insister et encore le patient arrive-t-il parfois à éluder la question. Il est généralement peu attentif. Lorsqu'on lui parle de son métier, son visage s'anime quelque peu.

Les phénomènes d'amnésie antérograde, c'est-à-dire ceux qui se sont développés à la suite de l'accident, sont bien caractérisés mais l'amnésie de fixation n'est ni générale ni complète. Le malade est capable de conserver des souvenirs actuels et récents ; le jour de son entrée, il sait bien d'où il arrive, à quelle heure il a pris le train pour venir à N... et quelles sont les personnes qui l'accompagnent. Il sait l'année présente, mais se trompe de mois. Par moments, il se trompe aussi sur cette même année. En revanche il ignore à peu près tout de son accident, la date, les suites. Il dit que la chute de bicyclette qu'il a faite remonte à trois ou quatre ans, qu'il ne va plus à bicyclette parce que sa machine est usée, qu'il a cessé son métier il y a seulement deux ou trois ans, qu'il travaille dans les fermes, alors qu'il reste inactif tout le jour, etc...

L'amnésie rétrograde, c'est-à-dire l'amnésie qui porte sur les acquisitions et événements antérieurs ou traumatisme, est aussi marquée que l'amnésie antérograde, mais, comme cette dernière, elle est partielle et élective. Le malade évoque les lieux plus facilement que les dates comme à l'état normal, les souvenirs qui touchent à son travail plus sûrement que les souvenirs de famille ; il a conservé aussi un certain nombre de notions scolaires, etc...

Ainsi il peut donner exactement la date de sa naissance (2 février 1855) et indiquer le lieu où il est né. Il dit du jour de sa naissance réveillant quelques souvenirs agréables : « C'est l'année de la guerre de Crimée et le jour de la Chandeleur... La Chandeleur une petite fête catholique... fête qui veut ».

Il rappelle tout de suite les villes où il a séjourné durant son service militaire, de même que l'endroit où il s'est marié. Mais lorsqu'on lui demande la date de ce dernier événement, il répond: Je ne sais pas... Je ne me suis pas occupé de ça... et ça n'a aucun intérêt », ce jugement est spontané.

D. Mais quel âge aviez-vous lors de votre mariage ? La question le touche davantage, il cherche : « Voyons, c'est, quand je suis rentré du régiment. J'ai fait cinq ans. Je suis parti à 21 ans. J'ai fait quatre ans, ça fait 25 ans. » Et cela est exact. Il dit bien qu'il a deux enfants, mais il est incapable de dire exactement leur âge, 35... 40 ans...

Sur son travail, il donne parfois quelques détails intéressants, ce sont comme des lueurs qui traversent son esprit et elles n'ont qu'une courte durée et une très faible intensité : « Oui, j'étais contremaître cerclier. Je visitais par jour des centaines d'ouvriers. J'ai travaillé dans le Morbihan, la Loire-Inférieure, le Maine-et-Loire, toujours pour le même patron M. M... de P...

(exact). Il ajoute, une fois : « on ne faisait pas que des cercles, on faisait aussi du charbon de bois...

D. — Voulez-vous expliquer comment cela se fait le charbon de bois ?

R. — On coupe le bois à deux pieds et demi... On fait un rond, on pioche... On « chomme » le bois (ce qui veut dire d'après ses explications qu'on le met debout, et, renseignements pris, c'est une expression locale) sur un pieu placé au milieu pour donner de l'air. Après on le cuit. On allume avec du petit bois bien sec. On recouvre de terre et on perce cette terre pour que l'air passe...

De la vie de famille il ne dit pour ainsi dire rien. Il a deux enfants qui travaillent au pays ; il a perdu sa femme ; il n'évoque spontanément aucun événement personnel spécial ou curieux.

Il a conservé quelques notions de géographie et d'histoire, mais il répond avec indifférence. Il est capable de lire et d'écrire; il ne le fait pas spontanément. Il calcule, mais fait peu d'effort : $5 \times 8 = 40$; $9 \times 7 = 63$; $7 \times 9 =$ je ne peux dire au juste ; $9 \times 10 = 90$; 9×9 je ne peux pas dire exactement.

Il présente une légère tendance à la fabulation. Lorsqu'on lui demande quelles sont chez lui ses occupations, il répond invariablement, et cela est faux : « Je travaille à la terre, toute la journée. Je fais des fagots, je coupe des épines, je fais des clôtures. Je m'occupe aussi des bestiaux.

D. — Mais pourriez-vous labourer, semer, acheter des bêtes ?

R. — S'il fallait labourer, je le ferais et semer aussi et acheter des animaux ».

A la vérité, depuis son accident, il est incapable de gagner sa vie ; son fils, journalier, l'emmène dans les champs et le surveille ; il ne fait rien par lui-même, quelquefois il « bricole » au chantier, mais son travail est à peu près nul.

Lorsqu'on lui montre le marteau à réflexes et qu'on lui demande, en le priant de prendre cet instrument, à quoi cela peut servir, il répond invariablement et avec insistance, malgré nos explications contraires, que ça « sert à tourner du fil de fer ».

A aucun moment il ne commet de fausses reconnaissances (sa famille du reste n'a pas signalé de troubles de cette sorte).

Les troubles du jugement sont variables, plus ou moins prononcés. Le malade se rend compte de la diminution de sa mémoire. « Depuis quelques années je perds beaucoup la mémoire. Je me rappelle plus bien les choses. » En revanche, il n'attribue pas un rôle important à l'accident dont il a été victime. « Non, ça ne m'a pas changé, cette chute... Dame ! j'ai vieilli, comme tout le monde.... J'ai travaillé durant plusieurs années après (faux). J'ai quitté mon patron parce qu'il ne voulait pas me payer assez cher (confabulation). »

L'émotivité du patient est celle d'un individu très indifférent. Il ne montre ni chagrin, ni inquiétude, ni colère. Il ne demande pas de nouvelles de sa famille. Il ne réclame pas sa sortie de l'établissement d'aliénés. Il se laisse soigner ou mieux assister docilement.

Son activité générale est à peu près réduite à néant. Il passerait toutes ses journées au lit, si le personnel ne le priait de se lever. Il ne cause point avec ses camarades. Il reste assis sur un banc, le regard vague, sans porter intérêt au monde extérieur.

Les crises nerveuses signalées par la famille ont été constatées à l'hôpital. Tantôt le malade nie purement et simplement avoir des crises ; tantôt il explique qu'il lui prend des étourdissements et qu'il chancelle. La crise survient brusquement, il ne pousse pas de cri ; il laisse échapper les objets qu'il tient à la main. Il perd connaissance. Il se débat, se mord quelquefois la langue et urine sous lui. Les convulsions prédominent à droite avec quelquefois déviation conjuguée de la tête et des yeux à droite. Le visage est pâle ; un peu d'écume vient à la bouche. La durée de la crise est d'environ cinq à dix minutes. Après la crise, le malade s'endort ; quelquefois il présente des signes épisodiques de confusion mentale. Durant les jours qui suivent la crise, les troubles de la mémoire sont plus accentués. Le malade peut avoir deux à trois crises par mois. Pendant la crise et pendant un ou deux jours après on note de l'extension de l'orteil (signe de Babinski) à droite et à gauche mais plus à droite qu'à gauche.

L'examen spécial au point de vue asthénique ne révèle aucun trouble de cette nature.

Il dit souffrir par intervalles de maux de tête et de maux de reins, il insiste peu.

Somatiquement, aucun symptôme digne d'être noté, sauf que les pupilles ont une forme elliptique et non arrondie.

Ponction lombaire : quelques lymphocytes dans les préparations.

Dosage de l'albumine : quantité légèrement supérieure à la normale.

Réaction de Bordet-Wassermann sur le sang et sur le liquide céphalo-rachidien, négative.

OBSERVATION II. — *Köppen. Résumée.*

Ferdinand Kr., 40 ans, admis le 13 Mai 1896, mort le 22 Mai 1896.

Le malade reçoit, en Mai 1895, une jalousie de cuivre sur la tête. Pas de perte de connaissance. Depuis, le malade se plaignit de céphalagies, mais travaille jusqu'en Novembre 1895. Ses douleurs de tête s'accentuent. Agitation. Graphomanie. Il est hospitalisé.

A son arrivée, confusion complète des idées. Approbativité aux questions posées, rit bêtement aux anges. Déchire ses couvertures. Pupilles réagissant bien. Blépharoptose de la paupière supérieure gauche.

Parole balbutiée, démarche chancelante, signe de Romberg. Réflexes patellaires existent des deux côtés. Le bras droit et la jambe droite sont agités de mouvements involontaires. Affaiblissement, accidents comateux, mort.

Autopsie. — Quelques dilatations de ventricules cérébraux. Anémie des plexus choroïdes.

A la pointe du lobe temporal droit, une petite rétraction porte sur les première et deuxième temporales. Bords jaunâtres, fond blanc. A la base du lobe frontal gauche, dans la couche la plus externe de l'écorce, petite fosse à fond jaunâtre. Pie-mère non épaissie, facile à détacher. Coupes du cerveau extraordinairement pâles. Dans les lobes frontaux, petits points hémorragiques nombreux, ainsi que dans le bulbe.

Au microscope on voit qu'il s'agit pour le lobe temporal d'une perte de substance de l'écorce externe, sur les bords on rencontre une matière brun jaunâtre contenant des hématies et quelques corpuscules pâles ou coloriés.

Fibres névrologiques très fortes et vivement colorées en rouge, avec amas de pigment sanguin disposé en boules rondes.

Des coupes pratiquées sur un groupe de circonvolutions avoisinant les précédentes montrent une écorce altérée, des épaississements de la névroglie et une petite cicatrice avec des amas de pigment sanguin. Le lobe temporal présente les mêmes lésions avec cicatrice, dépôt de pigment et épaississement des vaisseaux.

OBSERVATION III. — *Köppen. Résumée.*

Auguste H... admis le 21 janvier 1897, mort le 31 janvier 1897. Chute le 12 Septembre 1894 de la hauteur d'un étage et demi. Fracture de l'avant-bras et entorse de l'épaule. Le lendemain on le considère incapable de reprendre ses occupations. En 1895, aggravation considérable de son état, la mémoire et les forces physiques ont décru.

Depuis sa chute, le malade se plaint continuellement de céphalalgies et de diplopie. Incapable de travailler depuis l'accident, surtout par suite de l'affaiblissement de sa mémoire.

Le 21 Janvier 1897, aggravation aiguë. Devient apathique, ne reconnaît plus les siens.

Au moment où il est admis à la Charité on constate de l'inégalité dans les pupilles, la gauche réagit, la droite point. Légère blépharoptose à gauche.

Hyperréflectivité patellaire à droite.

Ne répond pas aux questions, ne parle pas spontanément. Décès le 31 Janvier 1897, d'érysipèle.

Autopsie. — Pneumonie fibrineuse droite. Atrophie du lobe frontal. Les deux hémisphères sont agglutinées, en détachant la pie-mère on arrache la couche corticale externe. Intégrité des gros vaisseaux.

Au microscope on voit dans l'écorce une richesse extraordinaire de vaisseaux de grosseur insolite. Nombreux noyaux dans l'adventice. Faibles altérations des fibres nerveuses. Pas de lésion de la névroglie notamment dans la couche externe de l'écorce où on la trouve altérée d'une manière caractéristique dans la paralysie générale.

OBSERVATION IV. — Hasche-Klünder. Résumée.

A. W..., qui jusque là n'avait jamais été gravement malade, indemne de toute tare héréditaire, qui nie tout excès de boisson, tout accident syphilitique, fait un faux pas sur un échafaudage, le 29 janvier 1901, et tombe sur la tête ; fracture compliquée du frontal. Il demeure sans connaissance pendant plusieurs jours, puis, somnolence, dysaconsie, vertiges, céphalalgies, état d'affaiblissement mental. Pension de 100 pour 100.

Le 30 Juillet 1901, amélioration de l'état général. Plus aucun signe d'affaiblissement mental. Réaction normale des pupilles. Le malade prétend par moments être pris pendant le jour d'attaques de perte de connaissance. Pension de 100 pour 100.

Le 28 Octobre 1901, amélioration de l'état général, réaction normale des pupilles. Aucun signe d'affaiblissement mental. La pension est abaissée à 50 pour 100.

Le 22 Janvier 1902. Depuis Novembre 1901, le malade a repris son travail sans en pouvoir fournir la même somme que jadis, mais on lui a payé, par grâce, le même salaire qu'auparavant. Se plaint de douleurs de tête, d'insomnie. Cicatrice sensible à la percussion ainsi que la région occipitale. Pupilles étroites réagissant lentement à la lumière et à l'accommodation.

Le tribunal accorde sur appel 75 pour cent de pension.

Le 9 Janvier 1903, amélioration ; toutefois le malade se plaint de très violentes céphalalgies intermittentes, de vertiges, d'états d'agitation par accès accompagnés de perte de connaissance. Sensibilité du crâne entier à la percussion. Réaction lente des pupilles. Accélération du pouls. Exécute des travaux à forfait.

A la fin de Janvier 1904, la femme du malade prétend que celui-ci est très facilement excitable et irritable, qu'il a des accès de rage pendant lesquels il l'a menacée de mort. Deux témoins constatent que le malade est pris d'accès de perte de connaissance durant à peu près dix minutes, pendant lesquels il est pâle, stupide, fixe, et les yeux semblent lui sortir des cavités orbitaires.

Le 1er Février 1904, rapport du Dr Hasche Klünder : se plaint de vertiges céphalalgies, troubles de connaissance par accès. L'état mental paraît normal. Cicatrice sensible à la percussion. Pupilles de dimensions égales, la droite réagit lentement et incomplètement à la lumière, normalement à l'accommodation. Réaction normale de la pupille gauche. Etat normal du fond de l'œil des deux côtés. Réflexes normaux. Il se peut qu'il se développe une affection épileptique. Pension 50 pour 100. Appel interjeté, 75 pour 100. Nouvel appel, pension fixée à 50 pour 100. Une troisième fois, l'affaire est renvoyée.

Le 7 Février 1905, on ne constate aucun trouble de l'intelligence, aucun trouble de la parole, cependant une courte observation révèle l'existence d'un accès typique et grave d'épilepsie avec perte de connaissance et suivi d'état d'obnubilation crépusculaire et de confusion mentale. Pension de 75 pour 100.

A partir de Septembre 1905, confusion intellectuelle complète, actes démentiels de toute nature, verse du pétrole dans ses aliments, s'approprie les objets des autres, perd la mémoire, devient impotent ; il faut le garder et le soigner. Les accès d'épilepsie rétrocèdent de plus en plus. Le 30 Avril 1906 entre à l'hôpital d'Eppendorf.

La cicatrice n'est plus sensible à la percussion. Pupilles égales, étroites, difformes. La pupille droite réagit presque normalement à la lumière et à l'accommodation ; celle de gauche présente une immobilité réflexe presque complète à la lumière. Fond d'œil normal.

Réflexe d'Oppenheim un peu exagéré à gauche, nul à droite. Aucun trouble de la motilité ni de la sensibilité. Lymphocytose dans le liquide céphalo-rachidien.

Confusion avec rêvasserie ; quelques arrêts de l'intelligence. Orientation locale conservée, désorientation dans le temps. Pas d'hallucinations. Euphorie, le patient ne ressent aucun trouble morbide subjectif. Il se souvient bien des éléments anciens, mal ou pas des événements récents. Faculté de fixation très diminuée. Lacunes intellectuelles évidentes. Pas de troubles de la parole, mais troubles de l'écriture. On constate aussi de l'insouciance, un sentiment de satisfaction démentiel ; il ne prend intérêt à rien, sa volonté est affaiblie ; de temps à autre il est complètement confus, mythomane, fait trente espèces d'absurdités. Çà et là excitations rapidement passagères au cours desquelles il devient violent. Il donne de plus en plus l'impression d'un dément.

Transféré le 10 Mai 1906 à l'asile de Friedrichsberg, on constate les mêmes signes physiques qu'à Eppendorf et particulièrement une flaccidité des muscles de la face. Pas d'artério-sclérose. Ni albumine, ni sucre. Réflexes de membres inférieurs très actifs. Ataxie nette des membres inférieurs. Oscille quand on le fait tourner brusquement. Hypoalgésie en totalité. Aucun trouble de la vessie et du rectum. Fonctions sexuelles normales. Parole embarrassée, embrouillée, balbutie. Ecriture ataxique, incertaine, inexacte, à peine lisible ; l'image des lettres semble avoir complètement disparu de sa mémoire.

Il devient criard, agité et gâteux. Il est exalté, euphorique, insouciant et de bonne humeur, parfois violent. Il dit des niaiseries, fait des digressions, et ne peut fixer son attention sur un sujet que très peu de temps. Réponses confuses, dépourvues de sens. Orienté pour le lieu, désorienté dans le temps, mal orienté sur ce qui concerne ses relations de famille. Confus, dément, incapable de jugement, dit être né en 1956, avoir 42 ans, s'être marié à 50 ans. Remplit ses poches d'ordures. Troubles de la reconnaissance. Faculté de fixation disparue. Mémoire très faible des événements récents et éloignés. Incapable de jugement et de compréhension. Parfois hallucinations de la vue et de l'ouïe. Pas d'idées délirantes (idées de grandeur). Pas d'attaques d'épilepsie à Friedrichsberg. Ç'a été le type de la « démence paralytique foudroyante ».

Dans les derniers mois se calme, devient indifférent, apathique, dément.

Depuis Janvier 1907 s'est levé, rétabli tant au point de vue mental que physique.

Etat au 15 Mars 1907. Bonne santé matérielle et bon état de nutrition. Pas de sensibilité à la percussion crânienne. Pupilles étroites, égales. Réaction normale à l'accommodation. (Réflexes tendineux normaux. Pas de Babinski, ni Oppenheim, ni Romberg. Pas de troubles sphinctériens. Parole un peu lente, embarrassée. Mots d'épreuve bien répétés ; l'écriture s'est améliorée, nettement lisible, peu ou pas d'omissions de lettres. Le malade est calme, gai, euphorique. Tout à fait orienté quant au lieu et au temps. Connaît la date, son âge, le lieu de sa naissance, mais il est toujours fort dément, incapable de jugement, indifférent et n'éprouve aucune tendance à s'occuper. Dit avoir 43 ans et s'être marié à 50. Fait remonter son accident tantôt à 20, tantôt à 25 ans. Ne peut dire le nom de l'empereur. Calcule assez bien. Lacunes du souvenir. Il sait qu'il a vu autrefois le médecin qui l'examine sans pouvoir dire où. Ignore son hospitalisation à Eppendorf, décrit avec assez de précision où et quand il a été victime de son accident, mais ne peut se rappeler ce qui lui est arrivé pendant ces dernières années. Sa mémoire à l'égard des événements immédiatement antérieurs à l'accident est fortement diminuée ; elle est réduite au minimum en ce qui concerne les événements qui ont eu lieu pendant sa maladie, jusqu'à il y a environ deux mois. Indique correctement ce qui s'est passé ces derniers jours.

Sa faculté de fixation est bonne. Il n'est plus impulsif, ni gâteux, ni absurde. Pas d'hallucinations, ni d'attaques d'épilepsie. Il se considère comme capable de travailler et cependant veut être pensionné.

Il a les attributs mentaux d'un individu encore confus et intellectuellement affaibli.

OBSERVATION V. — *Hasche Klünder. Résumée.*

Le marchand J. A. W. H..., reçoit le 17 Janvier 1906 plusieurs coups de sabre sur la tête. Il n'aurait pas perdu connaissance. On le conduit à l'hôpital Saint-Georges. On constate sur les deux pariétaux une plaie de 8 cm. de largeur au fond de laquelle existait une fracture avec enfoncement. Trépanation. Hématome susdure mérien. Pendant les jours suivants le malade est confus, agité, déchire son linge et sa literie. On le transfère à l'Asile de Friedrichsberg.

6 Février 1906. Pupilles réagissant bien. Fond d'œil normal. Exagération des réflexes patellaires. Réflexes achilléens très vifs. Aucun trouble de la parole.

A son entrée, le malade ne sait ce qu'il fait, il noue ses effets, rit aux anges sans faire attention à ceux qui l'entourent. Il répond très confusément, est très obtus, désorienté dans le temps et dans l'espace, ne se rend aucun compte de sa situation, se croit dans une auberge, se croit tantôt en Mai, Juin, Octobre 1895. Donne avec exactitude la date de sa naissance.

Il se rappelle avoir reçu quelques coups de sabre sur la tête, mais ignore ce qui lui est arrivé après. Le lendemain est allé à l'hôpital.

Tantôt apathique, tantôt très agité, se parle à voix basse, paraît converser avec ses parents ou ses amis. Urine et défèque sous lui. Le soir il délire, fait un paquet de ses vêtements, est agité, ne reconnaît personne, a des hallucinations du tact et de l'ouïe, se croit dans une auberge, un dépôt de mendicité, un cimetière. Sa faculté de fixation est très faible. Son attention est facile à distraire. Il n'a aucune sensation d'être malade. Il finit par émettre des idées démentielles de toutes espèces et des plus absurdes, prétend avoir cent ans, ou sept cent deux ans. Il est né en 609.

Le 27 Juillet il est atteint de pneumonie et succombe le 30.

L'autopsie révèle un foyer de ramollissement jaune, superficiel, du volume d'une pièce de un franc. Les ventricules sont dilatés et contiennent une grande quantité de liquide céphalo-rachidien.

OBSERVATION VI. — *Scolomowistsch. Résumée.*

A. W..., 38 ans. Pas d'antécédents héréditaires, ni alcoolisme, ni syphilis, ni tuberculose, ni maladies mentales dans la famille.

Aucun antécédent personnel pathologique.

Histoire de la maladie. Le 1" Septembre 1907, un pont sur lequel le malade passait s'écroule. Une poutre le frappe à la tête.

On le retire de l'eau, tout à coup il s'enfuit, se rejette à l'eau, on doit l'en retirer de force. Il ne répond pas aux questions posées.

Le 3 Septembre, hémorragie nasale, malade abattu, se plaignant d'avoir peur. Sommeil agité. Le 14, il divague, délire de persécution. Sortie.

Du 15 au 20 Septembre, ses collègues remarquent du vague dans le regard, de l'incohérence des discours. Cesse de manger, de boire, de dormir. Très morose, sombre, désagréable. Vaguement désorienté. Connaissance obnubilée, ne reconnaît personne. Déchire son linge, hanté par les hallucinations.

15 Mars 1908, Hôpital de Kazan. Ne se rend compte ni du temps, ni du lieu, silencieux, apathique, mémoire affaiblie.

Fin Avril. Connaissance plus claire. Commence à s'orienter, dort et mange mieux. Par moments, irritabilité avec délire de persécution, dit qu'on l'empoisonne, refuse la nourriture. Sort le 31 Mai.

Réinterné le 7 Juillet. Etat de l'humeur affaissé, indolent, n'a aucune conscience de sa maladie. Désorienté. Mémoire confuse. Hallucinations. Association des idées médiocre.

Octobre 1908. Le malade vacille quand il a les yeux ouverts, tombe en arrière. La tête lui tourne quand il a les yeux fermés. Parole bégayée, lente, interrompue. Ne peut écrire.

Etat mental. Malade peu actif, apathique, indolent ; assis, les yeux perdus dans le vague, la physionomie mélancolique, inerte ; parfois il chuchote quelque chose, par moments gesticule.

Quand on le questionne, il paraît comprendre parfois, tantôt il est désorienté. Il est plongé dans ses réflexions, se transportant dans le passé qu'il prend pour le présent et le réel. La question qu'on lui pose le fait frissonner. Le champ de sa conscience est d'ordinaire encombré de représentations mentales du passé. Souvent halluciné, il voit très nettement la chute du pont, il entend le fracas des poutres. Il croit avoir dans son cerveau, une grenouille qui, lorsqu'il y a du monde, se tait pour causer ensuite dans le silence, quand il n'y a personne, il faut la lui extraire.

Incohérent. Ne peut lire ou calculer.

Amnésie rétro-antérograde. Il se souvient des événements qui ont immédiatement précédé sa maladie (traumatisme), se rappelle assez bien le jour même où a eu lieu l'accident, mais si on lui demande s'il a éprouvé un accident, il répond : « Non... Je ne me souviens pas ; j'ai entendu le pont qui se mettait à craquer... il n'y a rien eu de plus. » Il ne peut se rappeler vite et aisément du nom de ses enfants, il s'embrouille en ce qui concerne leurs âges, mais se souvient qu'il a fait son service militaire à Kiew de 1904 à 1905, qu'en 1906 il y a eu des élections et qu'il a voté.

Le trouble de la mémoire est bien plus accusé pour ce qui a trait aux événements qui ont suivi le début de son affection. Il

ignore combien de fois il est entré à l'hôpital. Dit être en 1908.
Dix à douze mois lui sont sortis de la mémoire. Il ne peut répéter
cinq chiffres et cinq noms qu'on vient de lui dire. Son attention
se fatigue facilement ; il ne peut raisonner sur les choses les
plus simples.

L'aperception paraît surtout affaiblie par les sensations cépha-
liques et thoraciques dont il se plaint continuellement ; il ne s'en
regarde pas moins comme valide, bien portant, capable de travailler. Humeur déprimée, terreurs nocturnes, sensibilité mentale
affaiblie. Diminution de la volonté.

IX. — CONCLUSIONS

La démence traumatique, variété de démence dite organique, est caractérisée par un affaiblissement partiel des facultés intellectuelles.

Le traumatisme apparaît comme la cause déterminante de la maladie, plutôt que comme la cause occasionnelle ; il ne semble pas jouer le rôle de cause prédisposante.

Les prédispositions héréditaires ou acquises n'entrent pas ou pour une faible part en ligne de compte, dans l'apparition de la maladie.

L'anatomie pathologique est à peu près inconnue.

On peut distinguer quatre variétés cliniques de l'affection :

1° La démence traumatique chez les sujets jeunes ou adultes ;

2° La démence traumatique chez les sujets âgés ;

3° La démence traumatique avec épilepsie ;

4° La démence traumatique avec alcoolisme ou syphilis.

La démence traumatique ne peut guère être confondue qu'avec la paralysie générale et l'asthénie chronique post-traumatique.

La chronicité et l'incurabilité sont les caractéristiques de l'évolution de la maladie, mais on y observe parfois des rémissions.

La victime a droit à la rente maxima.

BIBLIOGRAPHIE.

Benon (R.). — *Traité clinique et médico-légal des troubles psychiques et névrosiques post-traumatiques.* Steinhel, Paris, 1913; — La démence traumatique. *Annales d'hygiène publique et de médecine légale* (octobre 1913).

Belletrud. — *Journal de méd. lég. psychiat.*, 1906, p. 193.

Christian. — Des traumatismes du crâne dans leurs rapports avec l'aliénation mentale. *Arch. de Neurol.*, 1889. II., pp. 200 et 201.

Delfau. — *Thèse de Paris*, 1868, p. 74.

Dubuisson. — *Congrès de méd. mentale*, 1890, p. 285.

Forli (Vasco). — *Revist. speriment. di freni*, vol. XXXIII, fasc. II. III, 1907. *L'Encéphale*, 1907, I, p. 571.

Gall et Spurzheim. — *Anatomie et physiologie du S. N. en général et du cerveau en particulier*, 1812, II, p. 261.

Gourévitch. — *Journal névropathologuii psychiatrii*, 1906, N° 4, p. 819. L'Encéphale, 1907, I, p. 90.

Hartmann. — Sur les troubles psychiques consécutifs aux blessures du crâne. *Arch. f. psychiat*, XV, 1884; Arch. de Neur., 1885, IX, p. 270.

Hasche Klünder. — *Arch. f. Psychiat.*, LXIV, 2 pp. 673-678, pp. 703-705.

Hippocrate. — Œuvres compl. trad. française, par Littré. Paris, 1841. T. III. Des plaies de la tête, pp. 221, 241 et 255.

Jacobson (E.). — *Nordisk med. Arkkiv.*, 1893. Rev. neur., 1893, p.545.

Joffroy. — *L'Encéphale*, 1908, II., p. 562.

Koppen. — *Arch. f. Psychiat.*, 1900, XXXIII, obs. VII obs. I.

Kraepelin. — *Psychiat. clinique*, trad. franç., 1907, p. 327.

Krafft-Ebing. — Les troubles physiques résultant des blessures du crâne, 1868. Ann. méd. psych., 1871, 6° série, p. 275. — *Traité de psychiat*, trad. franç., p. 205. — *Traité de méd. lég.*, trad. franç., p. 535.

Lallemand. — Recherches anatomo-pathol. sur l'encéphale et ses dépendances, 1830. II, 56.

Larrey. — *Clinique chirurgicale*, 1836, V, p. 23.

Miokle. — *Mental science*, oct. 1885. Ann. méd. psych., 1887, VI, p. 447.

Pelmann. — *Ann. méd. psych.*, 1874. XII, p. 445.

Rochoux in Abercronbie. — Les maladies de l'encéphale et de la moelle épinière, 1835, p. 483.

Rossolimo. — *Société de neurol. et de psychiat. de Moscou, 1894. — Rev. neurol.*, 1894, p. 487.

Scolomovistsch. — *Nevrologuitcheski Viesnik*, 1909, p. 54. *Ann. d'hygiène et de méd. légale*, 1913.

Skaš. — Folie traumatique. *Journ. of ment sc.*, 1866, 3° tri. *Ann. méd. spch.*, 1867, p. 568.

Steiner. — *Arch. de neurol.*, 1896, II, p. 70.

Touzé. — *Bull. de la Société anat.*, 1863, p. 136.

Vigouroux et Naudascher. — *Ann. méd. psych.*, 1908, p. 487.

Zuno. — *Méd. lég. des aliénés*, 1900, p. 588.

Paris. — Imp.-Lib. L. Fournier, 264, Bd St-Germain.